1

3

ConnectDoor –

Zugang zu einer verzwickten Dimension

Liebe und Partnerschaft

Inge Friedrich
Bernd Laudenbach
Ulrich Kübler

Bibliografische Information der Deutschen Nationalbibliothek. Die Deutsche Nationalbibliothek verzeichnet diese Publikation in der Deutschen Nationalbibliografie, detaillierte bibliografische Daten sind im Internet über http://dnb.dnb.de abrufbar.

© 2019 Inge Friedrich, Bernd Laudenbach, Ulrich Kübler

Herstellung und Verlag

BoD – Books on Demand, Norderstedt

ISBN 9 783748 188537

Diese Informationen sind für Menschen,

- die bereit sind, Eigenverantwortung für Gesundheit, Fühlen, Denken und Handeln zu übernehmen,
- die Verbindungen zu inneren Realitäten und inneren Ursprüngen ihres Selbst hervorrufen möchten,
- die an Maßnahmen gegen die Versklavung des menschlichen Bewusstseins interessiert sind,
- die neugierig darauf sind, Unbekanntes für sich bekannt zu machen,
- die für sich selbst entscheiden wollen, welche Optionen für sie von Vorteil sind.

Inhaltsverzeichnis

Vorwort

Zahlreiche Autoren in unzähligen Büchern haben bereits viel über Liebe geschrieben. Beziehungen sind aus den verschiedensten Blickwinkeln beleuchtet, in unzähligen Büchern festgehalten und auch als Hilfestellung bei Partnerschaftsproblemen auf dem Markt.

Über Liebe können wir stundenlang reden: Was ist Liebe, wie fühlt sich Liebe an? Wie erfahre ich Liebe, wie kommt sie zu mir, wie kann ich Liebe geben?
Auch hier gibt es wieder zahlreiche Varianten. Jeder Mensch hat seine eigene Vorstellung von Liebe. Jeder Mensch oder besser gesagt, jedes Lebewesen möchte lieben und geliebt werden.

Wieso funktioniert bei dem einen Menschen die Partnerschaft, warum gibt es bei anderen Menschen Streit und Trennung?

Heutzutage wird die Selbstliebe, die allumfassende Liebe, die bedingungslose Liebe propagiert.

Wie kann ich das in meinem Leben erfahren? Wie kann ich eine harmonische Partnerschaft leben?

In diesem achten Taschenbuch beleuchten wir mit Hilfe von Cen-Tooh, dem Zauberer von www.connectdoor.de die Hindernisse und zeigen Lösungsmöglichkeiten auf.

Diese Informationen sind unser Beitrag zum Frieden in der Welt!

Cen-Tooh, der Therapeut

Ich komme aus einer anderen Dimension und möchte Euch Menschen die phantastischen und unendlichen Möglichkeiten aufzeigen, die Euer Geist für Euch bereithält.

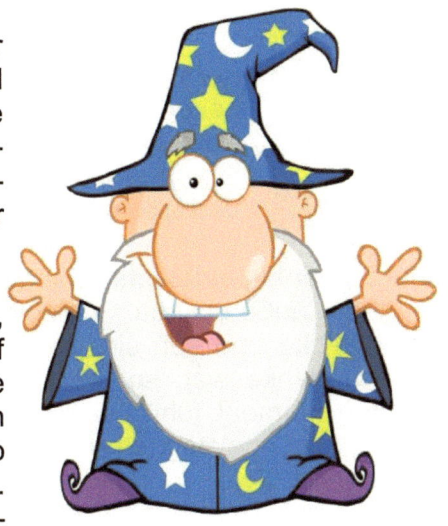

Um mich zu besuchen, müsst Ihr kein Raumschiff besteigen. Auf der Erde habe ich Menschen getroffen, die ebenso zaubern können wie ich. Sie haben als mein Terra-Außenposten eine Internetseite für mich aufgebaut, auf der Ihr umgehend mit mir Kontakt aufnehmen und Eure Probleme ansprechen könnt. (www.connectdoor.de)

Auf dem Level „Freie Themenwahl" habt Ihr die Möglichkeit, jegliches Thema zu bearbeiten, ohne dass irgendjemand mitliest oder mithört. Eure Gedanken erfahren lediglich eine Zeitbeschleunigung auf die Frequenz, die Euer Unterbewusstsein versteht, um dann effektiv Euer angesprochenes Problem korrigieren zu können. Stupst einfach auf meine Nase, wenn Ihr mich mit meinem Zauberstab seht.

Es sei hier darauf hingewiesen, dass auf der Erde diese Methode für den medizinischen Laien weder Arzt noch Heilpraktiker ersetzt, und dass sie niemals zum Absetzen von Medikamenten auffordert.

Ursprungssprache

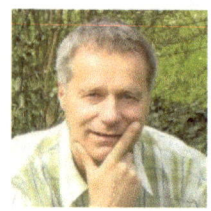 Bernd Laudenbach suchte seit seinem 9. Lebensjahr nach einer vereinheitlichenden Sprache, die alle Menschen sprechen. Gibt es eine Sprache, die vollkommen ohne Verbalik auskommt?

Jahre später lag er nachts schlafend in seinem Bett. Im Traum, der ihm äußerst real erschien, schwebte er an der Zimmerdecke und sah sich neben seiner Frau liegend. Sein erster Gedanke war, so sieht es aus, wenn man stirbt. Im nächsten Moment fühlte er sich wie von einem Gummiband durch einen beleuchteten Tunnel gezogen und fiel auf Wüstensand. Zwei Aborigines kamen auf ihn zu, blickten ihm tief in die Augen und zeichneten mit feinen Stöckchen Zeichen auf seine Beine. Blut tropfte in den Sand. Kurz darauf wurde er wieder durch diesen Tunnel zurück in seinen Körper gezogen, was mit lauten Geräuschen verbunden war. Er wachte auf und blutete aus Ohren und Nase.
Dies geschah insgesamt drei Mal in fünf aufeinander folgenden Nächten.

Erst eineinhalb Jahre später begriff er, was diese Zeichen bedeuten: Es war die von ihm gesuchte Kommunikation, die alle Lebewesen verstehen.

Herausgefunden hatte er in seiner eigenen Forschungsarbeit, wie diese Kommunikation funktioniert, wie diese anzuwenden ist und baute daraus seine Kommunikations- und Therapieform COBIMAX auf.

Was ist COBIMAX?

Die „Communikations- Biologische Matrix", kurz „COBIMAX", wurde von Bernd Laudenbach im Jahr 1998 entwickelt.
Es handelt sich hierbei um ein Kommunikations- und Therapieverfahren, das es ermöglicht, eine große Vielfalt an körperlichen sowie emotionalen Erkrankungen anzugehen. Ohne Hypnose, ohne Meditation, ohne maschinelle Hilfsmittel. Hier ist ein Weg zur Selbsthilfe und Selbstheilung offen. Denn genau so will COBIMAX verstanden werden: das Wissen über die Krankheitsursache aus dem eigenen Kopf des Menschen, die heilende Kraft aus dem eigenen Körper, genau das ist der Schlüssel zum Erfolg dieser Therapie.
Seit 2005 wird COBIMAX auch in Lehrgängen weitergegeben, zur Eigenanwendung oder zur Anwendung in der therapeutischen Praxis.

COBIMAX® macht's möglich!

Bernd Laudenbach, COBIMAX-Initiator, und zwei andere Cobimax-Ausgebildete steckten ihre Köpfe zusammen und fingen an, der Vision von einer anderen Dimension Gestalt zu geben. Heraus kam www.connectdoor.de, der Zugang zum Universum von Cen-Tooh, dem kleinen Zauberer mit der dicken Knollennase. Zu ihm kommen Besucher aus zahlreichen Universen, um Rat für die verschiedensten Probleme zu holen.
Bernd Laudenbach hat Cen-Tooh zum Leben erweckt und nun kann jeder Besucher direkt Cen-Tooh's „Zauberkräfte" in Anspruch nehmen. Hiermit hat nun auch jeder Mensch die Option, völlig eigenständig seine Anliegen zu bearbeiten.

Fassen wir zusammen:
COBIMAX (Communikations-Biologische Matrix) ist also ein Kommunikations- und Therapieverfahren, das es ermöglicht, bei Mensch, Tier und Pflanze eine große Bandbreite unterschiedlichster „Krankheiten" auf körperlicher und

emotionaler Ebene anzugehen.

Es funktioniert ohne maschinelle Hilfsmittel oder computergestützte Programme und richtet sich an die individuellen körperlichen und emotionalen Ebenen.
Es erkennt jegliche Fehlfunktionen und aktiviert umgehend die Selbstheilungskräfte.

Es ist ein mentales Verfahren, das den Anwender/ Therapeuten befähigt, mit Hilfe seines Kleinhirnbewusstseins Zugang zum autonomen Nervensystem des Patienten zu bekommen. Dieses Kommunikationswerkzeug reduziert alle Sprachen der Welt auf ihre elementare Funktion: die Erzeugung von Bildern (Hologrammen) durch das Gehirn.

Nach Ansichten der Quantenphysik (Roger Penrose, Stuart Hameroff) reproduziert sich unser biologischer Körper in etwa 42-mal pro Sekunde. Diese Reproduktion ermöglicht dieser Methode den Zugriff zur Schnittstelle innere/äußere Realität, um Verbesserungsvorschläge in Form von Hologrammen über das Unterbewusstsein des Kleinhirns einzuspeisen.

Wie unterschiedliche Gehirnteile "Zeit" völlig verschieden wahrnehmen und entsprechend verarbeiten; wie ein in unserem Kleinhirn sitzendes Bewusstsein anscheinend Wunder wirkt und wie sich all das praktisch anfühlt, wird nicht nur erklärt, sondern der Mensch erfährt es direkt.

Durch COBIMAX können u.a. destruktive Gedankenmuster und Emotionen identifiziert, lokalisiert und reguliert werden. Hieraus kann der Anwender direkte Zusammenhänge erkennen, die eine lückenlose Beweisführung zulassen, inwieweit ein destruktives Gefühl die Zellelektrizität, die Zellchemie und die Zellfunktion nachteilig verändert.

Entgegen den herkömmlichen wissenschaftlichen Erkenntnissen kann mittels COBIMAX das autonome

Nervensystem willentlich gesteuert werden.

Das Hauptwerkzeug von COBIMAX sind kleinste Zellbestandteile (Mikrotubuli) im Körper, die die Fähigkeit besitzen, in jeder Geschwindigkeit und Stärke zu schwingen. Gerade dieses Zellschwingen ermöglicht es, unterschiedliche Vorgänge in den Organen bis in die Zelle hinein zu kontrollieren. So wird dadurch beispielsweise ein Eliminieren von Mikroben erreicht sowie ein Wieder-Ordnen von emotional verursachten Zellfehlfunktionen ermöglicht.

Haargenau das gleiche Vorgehen (Wissen) praktizieren Naturvölker wie die Aborigines schon seit Jahrtausenden.

COBIMAX verbindet den Anwender mit dem grenzenlosen inneren Wissen, zu dem jeder Mensch Zugang erhält, sobald er mit dynamischer Intelligenz verbunden ist. Dieser bewusstseinserweiternde Zustand führt zu einer Zeitbeschleunigung, und daher kann der Einzelne sofort Einfluss auf Zell- und Organfunktionen nehmen.

Das bedeutet, dass jede Person, die eine körperliche und/oder geistige Veränderung herbeiführen möchte, dies durch COBIMAX erreichen kann. Vorausgesetzt, es handelt sich dabei - im biologischen Sinne - um eine Verbesserung.

COBIMAX fördert in höchstem Maße die physische und psychische Autonomie des Menschen.

Lernt die vielfältigen Einsatzmöglichkeiten Eures dynamischen Bewusstseins kennen!

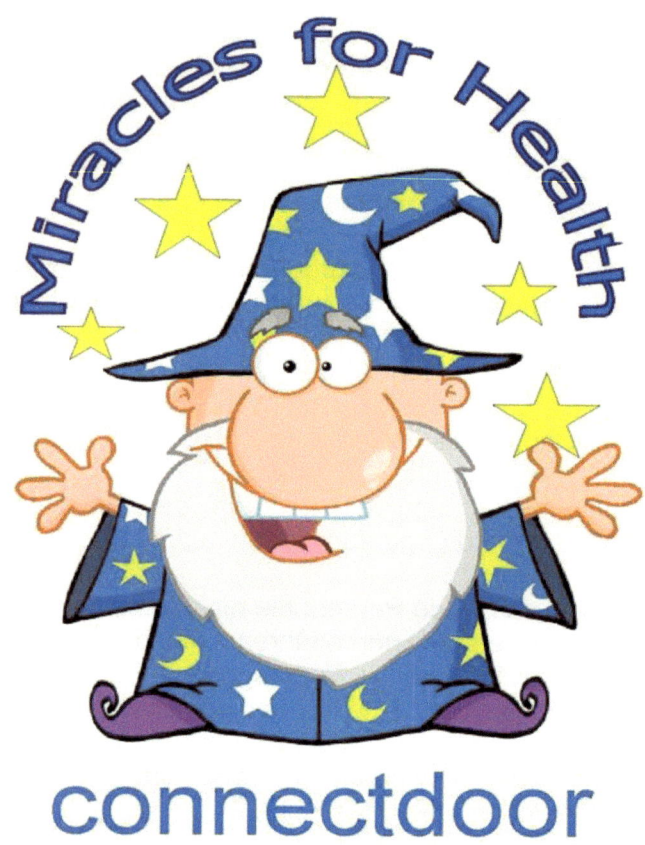

Genetisch eingeschaltete Frauensklavin

Eine vor vielen Jahrtausenden ausgesprochene Verfluchung ist genetisch in den Menschen eingebrannt und hat heute noch Auswirkungen. Durch die Inkarnationen hindurch können sowohl Männer als auch Frauen davon betroffen sein. Noch heute tragen viele diese Problematik mit sich herum.

„Wertlosigkeit"
„Orakel-initialisierte genetisch verankerte Wertlosigkeit"
„Angst vor der Mann-Frau-Verschmelzung auf der körperlichen, geistigen und seelischen Ebene"
„Genetisch optionales gewalttätiges Sexualverhalten"
„Durch Religion vorsätzlich erzeugte Ängste"
„Verwirrung durch nie erfahrene Liebe"
„Angst vor Mangel auf allen Ebenen"
„Karmisch genetisch programmiertes Unwertgefühl"
„Ich war von Männern gequält worden"
„Ich kann nicht ohne einen Mann leben"
„Ich bin Wut"
„Ich bin Selbsthass"
„Noch mehr wie mich selbst hasse ich Männer"
„Ich war ein Crossover"
„Ich bin eine männliche Seele in einem weiblichen Körper"
„Ich bin eine weibliche Seele in einem männlichen Körper"
„Ich war genetisch eingeschaltete Frauensklavin. Ich bin Gottfrau."
„Ich weiß nicht, wo ich hingehöre"
„Ich hasse mich für das, was ich fühle"

Wir können diese Programmierungen aufarbeiten und zu Ende bringen. Jeder kann zu sich selbst finden und auch Frieden in sich selbst finden.

„Liebe", definiert von Cen-Tooh

Nicht nur bei Euch auf der Erde ist Liebe das Höchste, denn aus ihr resultiert alles. Leider wird Liebe aber manchmal auch missbraucht, zum Beispiel als Alibi, um eigene Vorstellungen durchzusetzen. Auch das Trachten nach Liebe ist falsch verstanden, denn die Liebe resultiert immer aus sich selbst und aus jedem selbst. Daher findet ihr alle Wege zur Liebe nur in Euch, nie im Außen, wenn auch jeder auf seine eigene Weise. In unserer Wissensbibliothek habe ich einige Themen zusammengestellt, die helfen können, den Umgang mit der Liebe zu harmonisieren und störende Hindernisse zu beseitigen. Dann kann sie aus sich selbst erwachsen und wundervolle Dinge können ganz plötzlich geschehen.

Alles, was Ihr im Stirnlappen haltet, wird als das gewertet, was Ihr haben wollt, was Ihr liebt. Und Ihr bekommt alles, was Ihr im Stirnlappen haltet, ohne Unterschied, ob es etwas Konstruktives oder Destruktives ist. Das Unterbewusstsein, Euer Kleinhirnbewusstsein wertet nicht, es kennt nicht „gut oder böse" und setzt das um und bringt es in Eure Realität, was Ihr ihm zeigt und somit zu lieben scheint. Es erfüllt Eure Wünsche. Versteht Ihr das???

„Ich liebe das, womit ich mich am meisten in meiner Phantasie befasse."

„Ich liebe meine Abhängigkeiten." Dies ist ein Satz, der viel beinhaltet. Wenn ich erwarte, dass ein anderer mich liebt und dann enttäuscht bin, wenn ich keine Resonanz verspüre, aber dennoch nicht loslassen kann, mache ich mich abhängig von der Gunst eines anderen. Mir geht es dann nur gut, wenn der andere meine Erwartungen erfüllt???

„Ich liebe meine Ängste." An anderer Stelle gehen wir den Ängsten nach, die uns daran hindern, freudvoll zu sein und Geben und Nehmen im Ausgleich zu haben.

„Ich liebe es, andere zu quälen." Bin ich Opfer oder Täter? Wir erfahren im Leben immer beide Seiten, auch in Liebesbeziehungen.

„Ich liebe meine Feinde mehr, als die, die ich zu lieben behaupte." Ich halte den Fokus so sehr auf meine Feinde und das, was ich nicht haben möchte, sodass das Unterbewusstsein genau dies als Widerstand im Körper manifestiert.

„Unterdrückte Selbstliebe." Egoismus ist in unserer Gesellschaft verpönt, muss ich deshalb meine eigene Selbstliebe unterdrücken?

Probleme mit verschiedenen Arten von Liebe können im Unterbewusstsein so gespeichert sein, dass sie erst durch Ansprechen zum Vorschein kommen.
„ Mutterliebe"
„Kontrollierende Liebe"
„Enttäuschte Liebe"
„Liebe vernetzt mit Enttäuschung"
„Liebe vernetzt mit Trauer und Traurigkeit" und vieles mehr.

Nun habe ich ja in meinem Universum auf www.connectdoor.de und auch die COBIMAX-Ausgebildeten die Möglichkeit, alle Eingaben ins Unterbewusstsein sowohl in konstruktiver als auch in destruktiver Formulierung einzuschleusen, da das Kleinhirnbewusstsein eines jeden Menschen alles Angesprochene ins Konstruktive korrigiert.

Das ist der Unterschied zwischen Euren Affirmationen und den COBIMAX-Eingaben. Wenn Ihr eine Affirmation im positiven Sinne sprecht und oft genug wiederholt, kann das Stress im Körper hervorrufen, weil der Verstand vielleicht nicht glaubt, dass es wirklich geschieht. Dann passiert vielleicht auch etwas, was Ihr so nicht wolltet.

Einige Beispiele aus der Praxis:

Eine junge hübsche Frau bat um Hilfestellung. Ihre Partner liefen nach kurzer Beziehungszeit wieder davon und erklärten, sie wäre diejenige, die sie offensichtlich vertreibe.
Eine kurze Unterhaltung brachte es an den Tag.
Die junge Frau sprach täglich die Affirmation: Ich suche den passenden Partner fürs Leben.
Nachdem sie ihn gefunden hatte und glücklich war, trennte sich der Mann nach kurzer Zeit wieder.

Merkt Ihr schon, was hier passierte?
Ihr Gehirn hat aufgrund der Affirmation ein „Such-programm" gespeichert. Wenn sie jetzt einen Partner gefunden hatte, entsprach das nicht mehr dem gespeicherten Programm, der Partner musste verschwinden.

Einige Cobimax-Sätze korrigierten diese fatale Gehirn-Programmierung. Sie fand den passenden Partner und hat inzwischen auch Kinder.

Eine ganz traurige Begebenheit:
Mit 50 hör ich auf zu arbeiten, egal wie – das war ein Satz, den ein Mann immer wieder seinen Kollegen und Bekannten sagte. Kurz vor seinem 50. Geburtstag verstarb er an einer kurzen schweren Krankheit.

Eine andere Geschichte zeigt auf, wie aus spaßigen täglich wiederholten Gesprächen auch Wirklichkeit werden kann. Im Büro war nach der morgendlichen Begrüßung zwischen glücklich verheirateter Kollegin und unverheiratetem Kollegen als nächster Satz zu hören: Der wird geheiratet und wenn er schreit! Der bügelt seine Hemden selbst!
Nach 5 Jahren hatte der Ehemann der Kollegin eine Freundin, Scheidung wurde vollzogen und der Hemden-bügelnde Junggeselle heiratete die inzwischen geschiedene Kollegin.
Ab diesem Zeitpunkt durfte sie die Hemden bügeln.

Also überlegt genau, was Ihr denkt und was Ihr aussprecht im täglichen Leben, Euer Unterbewusstsein hört immer zu.

Die gute Nachricht: Wenn Ihr Anschluss ans Kleinhirn habt, prüft dieses, ob ein Gedanke oder Satz Euch schaden würde und lässt dies nicht zu. Da wir aber einen freien Willen haben, müssen wir ihm schon den Befehl dazu geben, was wir korrigiert haben wollen.

Gehen wir also gemeinsam den Hindernissen auf den Grund, die Partnerschaften schwierig gestalten oder unmöglich machen. Als Endergebnis wünschen wir uns ein harmonisches, liebevolles Zusammenleben von zwei Menschen, die sich auf Augenhöhe begegnen können.

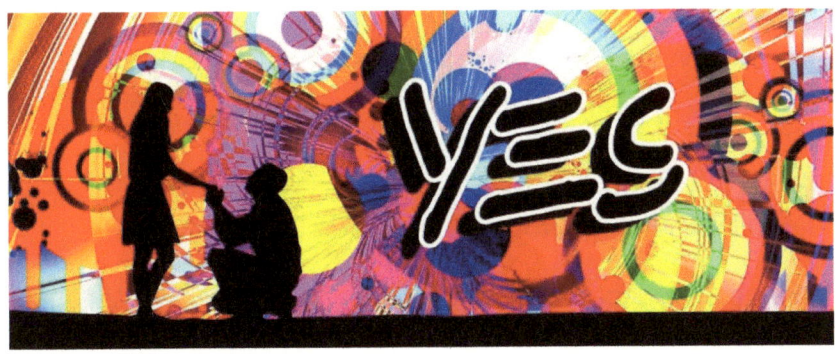

Das Bild von dem Mann, der vor der Frau kniet, macht mich etwas nachdenklich. Die neue Liebe zwischen Menschen, die sich auf der Erde manifestiert, zeigt das nicht. Da kniet nicht ein Partner vor dem anderen. Da sind beide gleichberechtigt. Dieses Bild bedient ein Klischee, ein altes Ritual, das von Menschen erfunden wurde und nun aus den Gedanken weichen sollte. Zumindest wenn man sich dessen bewusst wird und der neuen Liebe eine Chance geben will.
Den Frauen gefällt das natürlich so :-) :-) Aber erfahren sie dann die Liebe? Viel Spaß beim Nachdenken …

Saboteure

Lenken wir zuerst den Blick nach Außen: Wer oder was hindert Euch an einer glücklichen und harmonischen Partnerschaft? Hier in meinem Universum habe ich einen guten Überblick und kann Euch helfen, Sabotage-Programme zu korrigieren.

„Karmisch und/oder genetische Partnerschafts-Beziehungs-Sabotage"

„Durch Postfetalgravitationierung verursachte Beziehungsprobleme"

Postfetalgravitationierter und/oder genetisch vererbter Missbrauch sabotiert meine Lebensziele"

„Durch Archonten verursachte Beziehungsprobleme"

„Durch Silent Roots verursachte Beziehungsprobleme"

„Meine Lebenspartner-Stelle ist besetzt von einem Berauschenden Infrarotfrequenten Verstorbenen"

„ Meine Lebenspartner-Stelle ist besetzt von meinem Vater, meiner Mutter, meinem Bruder, meiner Schwester"

„Freisetzung der Partnerstelle und Versiegelung, dass es keine Besetzung seitens eines falschen Partners geben kann und frei ist für meinen echten Lebenspartner"

„Ich kopiere das Partnerschaftsprogramm meiner Eltern, meiner Mutter, meines Vaters"

Wenn Ihr Verantwortung für Euch selbst übernehmt, erkennt Ihr, dass Ihr selbst Euer größter Saboteur seid, weil Ihr alle diese vorgenannten Dinge zulasst.

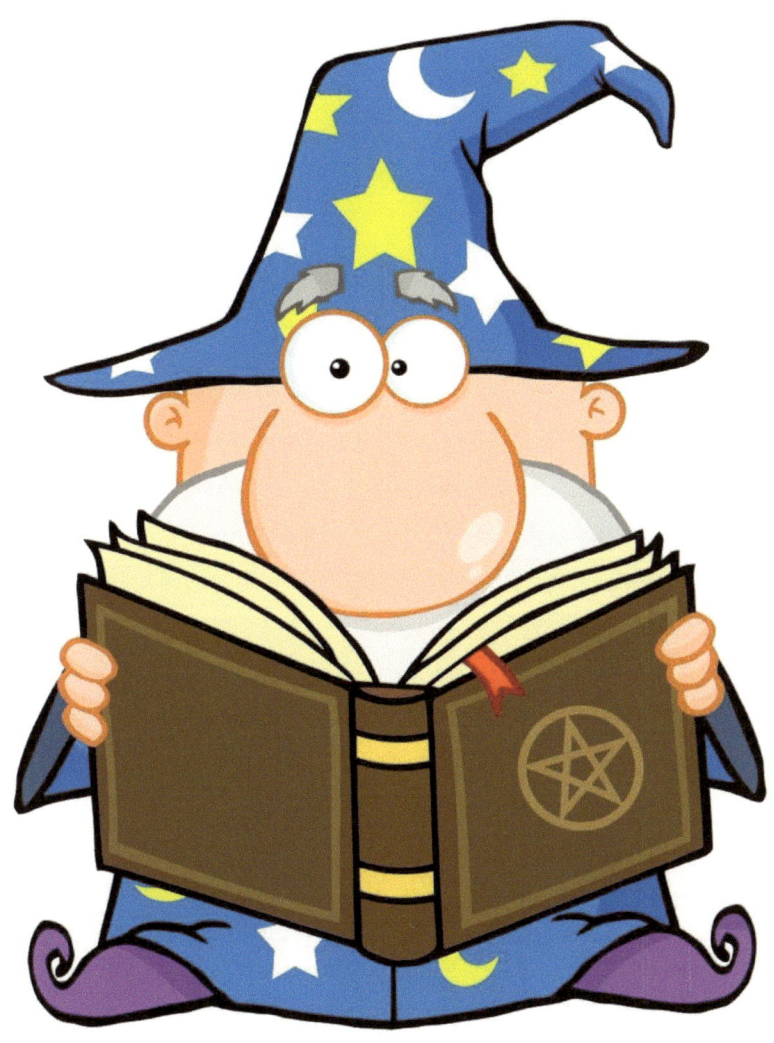

Glaubenssätze und mehr

„Mentale Einschränkung hinsichtlich meines Lebens- und Beziehungs-Partners"
Glaubenssätze sind Überzeugungen über Euch selbst, über das Leben. Sind sie negativ geprägt, begrenzen sie Euch, behindern Euch. Sie sorgen dafür, dass Ihr Veränderungen nicht angeht. So können sie Euch auch daran hindern, ein erfülltes Leben zu führen oder den passenden Partner zu finden.
„Ich bin es nicht wert, einen passenden Lebenspartner zu haben"
„Ich bin bisher bindungsunfähig"

Glaubenssätze könnt Ihr gelernt haben, weil Ihr sie von anderen Personen gehört habt. Glaubenssätze bilden sich auch, wenn Ihr als Kind etwas erlebt habt. Durch die Wiederholung eines bestimmten Gefühls in einer bestimmten Situation entsteht ein Glaubenssatz.
„Ich war ein ungeliebtes Kind, ich bin ungeliebt und ich fühle mich ungeliebt"
„Männer/Frauen sind schwach und schlecht"
„Ich bin zu stark für einen Mann/eine Frau"
„Fehlende partnerschaftliche Spontanität"

Glaubenssätze wirken oft ein Leben lang, ohne dass es Euch auffällt, dass sie heute nicht mehr Eurem Leben entsprechen. So gibt es eine Menge „Lieblingssätze", die u.a. den gewünschten Lebenspartner fernhalten oder eine bestehende Partnerschaft belasten.
„Meine Erwartungshaltungen verhindern eine erfüllte Partnerschaft"
Mit meiner Hilfe oder mit Hilfe eines COBIMAX-Beraters können wir hier sehr gut eingreifen.
„Finanzielle Schwierigkeiten belasten meine Partnerschaft"
„Ich selbst gefährde oder verhindere meine Partnerschaft durch mein Denken, Fühlen, Verhalten"

Ängste

Angst ist lediglich als übermächtige Gefühlstiefe zu verstehen, die mit jedem Gefühl in Verbindung gebracht werden kann! Genau diese Gefühlstiefe, die in der Angst ihren Höhepunkt findet, ermöglicht es, den Menschen relativ unbemerkt, gezielt und vor allen Dingen erfolgreich zu manipulieren. So haben die Menschen also eine Vielzahl von Ängsten, die verhindern, dass eine glückliche und liebevolle Partnerschaft gelebt wird.

Hier einige Beispiele:

„Angst, dass meine Liebe nicht erwidert wird"
„Angst, durch Liebe kontrolliert zu werden"
„Angst vor körperlicher Liebe"
„Angst, Liebe zuzulassen"
„Verlustangst"
„Aus Faulheit und Angst habe ich noch nicht die längst notwendige Trennung von meinem/meiner Partner/Partnerin vollzogen"
„Ich habe Angst, eine Trennung aus meiner Partnerschaft würde meine finanziellen Mittel übersteigen"
„Ich habe Angst und Bedenken davor, meinen/meine Partner/Partnerin im Alter pflegen zu müssen"
„Ich habe Angst, ein/e andere/r Frau/Mann könnte attraktiver sein und mir meinen Partner wegnehmen"

Was sind die Folgeerscheinungen eines Angstgefühls? Könnt Ihr Euch vorstellen, dass Angst Euren Bewusstseinsfokus dermaßen manipuliert, dass Ihr Euch ständig auf ein Gefühl konzentrieren, das Ihr gar nicht (so denkt Ihr zumindest) haben wollt? Jedoch genau dieses Paradox wird durch Angst erzeugt. Ihr betet Eure Ängste förmlich an und Ihr sehnt Euch danach, die Angst-assoziierten Gefühle auch zu verwirklichen. Ihr sorgt dafür, dass das, wovor Ihr Euch ängstigt, auch wirklich eintrifft!
In diesem Zusammenhang ist es nun verständlich, dass das,

wovor Ihr Euch ängstigt, eine Abhängigkeit, eine Sucht nach diesem angst-generierten emotionalen Zustand hervorruft. Dadurch verhelft Ihr diesem Gefühl erst zu einem realen Szenario. Zwar werdet Ihr jetzt vehement abstreiten, dass Ihr genau diese Dinge in die Welt setzt, vor denen Ihr Euch ängstigt. Aber genau so funktioniert Angst und Euer Realität bildendes Wachbewusstsein. Somit kann Angst als emotionaler Turbolader gesehen werden, der einem eigentlich unerwünschten Gefühl, egal welchem, dazu verhilft, immer wieder sehr tief erlebt zu werden. Der Kniff und die Erkenntnis aus Angst beladenen Gefühlen liegen darin, dass Ihr einem Gefühl durch Zugabe von Angst eine dermaßen starke Gefühlstiefe gebt (dies geschieht durch Veränderung von Chemie und Elektrizität in der Zelle), dass Euer nach Verwirklichung strebendes Wachbewusstsein dieser emotionalen Sehnsucht nachkommen muss.

Angst gibt also einem vom Grundstatus her destruktiven Gefühl eine enorme Tiefe (Gefühlsamplitude), die die eigentliche Triebfeder für die Verwirklichung dieses Gefühls ist. Würdet Ihr ein konstruktives Gefühl mit derselben Tiefe wie irgendein Angst-assoziiertes Gefühl erleben, so würde sich Euer gesamter Fokus auf die Verwirklichung dieses konstruktiven Zustandes ausrichten. Die Folge ist, dass Ihr das geniale Werkzeug „Gefühlstiefe", zuvor auf ein destruktives Angstgefühl gelenkt, nun aber auf ein konstruktives Gefühl fokussiert!

Unterm Strich: Ihr solltet es Euch in Zukunft vielleicht einmal mehr überlegen, in welche Gefühle Ihr eine echte Tiefe investieren wollt, denn nichts richtet in der Chemie und der Elektrizität Eurer Zellen größeren Schaden an als Angst- und Suchtgefühle. Aber die gute Nachricht ist, nichts wirkt schneller auf die Gesundheit Eurer Zellen, als ein tief empfundenes konstruktives Gefühl!

Unzufriedenheit in der bestehenden Partnerschaft

Mit der COBIMAX-Korrektur der folgenden einzelnen Sätze werdet Ihr das erreichen, was zu Eurem besten Wohl und zum Wohle aller Beteiligten ist.

„Ich halte zwanghaft an meiner bestehenden Partnerschaft fest, um ein/e "gute/r Ehefrau/Ehemann/Partner/in" zu bleiben"

„Ich habe meine/n Partner/in ausgewählt und pflege meine Partnerschaft auch so, dass sie/er die Wunscherfüllungs-Maschine für meine emotionalen Bedürfnisse ist"

„Ich räume meinem/meiner Partner/in nicht die gleichen Rechte in unserer Beziehung ein, die ich mir aber unfairer Weise einfach nehme"

„Ich erdrücke förmlich meine/n Partner/in, durch meine kontrollierende Liebe"

„Gedanklich betrüge ich meine/n Partner/in sexuell mit einem anderen Menschen"

„Ich selbst habe Angewohnheiten und Erwartungshaltungen, die es (m)einem/meiner Partner/in unmöglich machen, dauerhaft/länger mit mir zu leben"

„In Gedanken habe ich meine/n Partner/in ermordet"

„Ich misstraue meinem/meiner Partner/in, da ich meine eigenen Partnerschafts-zerstörenden Gedanken in ihn/sie hinein projiziere"

„Ich bin ein/e wahre/r Künstler/in im Belügen meines/meiner Partners/Partnerin"

„Ich bin für meine/n Partner/in unattraktiv geworden, da ich mich nicht verändere und in reizlosen Gewohnheiten dahin dümpele"

„Ich komme mir in meiner Partnerschaft vor, als wäre ich nur noch das Bügel- Putz- und Bums-Äffchen / Geldautomat"

„Die Langeweile und der Zerfall meiner Partnerschaft ist das physische Produkt meines inneren Programms"

Das Kleinhirnbewusstsein sieht jeden einzelnen Menschen als eine Zelle seines Gesamtkörpers und ist stets darauf bedacht, niemandem zu schaden. So kann es sein, dass nach der Erarbeitung des kompletten COBIMAX-Partnerschafts-Programms Eure Beziehung auseinander geht, weil sie allen mehr schadet oder sie festigt sich und wird zu einer harmonischen, liebevollen Partnerschaft führen.

Was Ihr aber nie vergessen dürft: Euer Partner ist derjenige, der Euch auf Eure eigenen Defizite aufmerksam macht. Er sagt etwas oder tut etwas, was in Euch bestimmte Gefühle weckt, die nicht gerade angenehm sind. Das sind genau die Gefühle, die Ihr bearbeiten solltet, um sie zu verabschieden.
Im Grunde solltet Ihr dankbar sein, dass der Partner diese Aufgabe übernimmt, um Euch zu helfen, eine Sucht nach bestimmten Gefühlshormonen zu kontrollieren und somit gelassener zu werden.

Emotionale Blockaden

Da ich weiß, wie Emotionen auf chemische und elektrische Art und Weise im Körper wirken, Zellrezeptoren und somit ganze Zellen schädigen können, habe ich auch hier die Möglichkeit, solche emotionalen Blockaden anzugehen und zu korrigieren, so z.B.

„Lebens-Partnerschafts-Allergie"
„Ich ernähre meine Zellen durch Selbstsabotage-Gefühls-hormone"
„Versagte Zuneigung eines Menschen, den ich liebe und achte (Dauerhafte neokortexiale „versagte Zuneigung und alle damit verbundenen destruktiven Emotionen" Disconnection von allen Menschen, mit denen ich das erlebt habe, Dingen, Orten, Zeiten und Ereignissen.)"
„Mangelnde Selbstliebe, durch meine mangelnde Selbstliebe gestresste und unterernährte Zellen"
„Partnerschaft/ Hochzeit vernetzt mit Trennung"
„Liebe vernetzt mit Enttäuschung"
„Liebe vernetzt mit Trauer und Traurigkeit"
„Ich habe schon immer das Gefühl zur Weisheit gebracht, welches eine erfüllte Partnerschaft verhinderte"
„Ich befehle meinem heiligen Geist, mir nächtlich rückwärts in meine Neuronen zu feuern, diejenigen Emotionen zur Weisheit gebracht zu haben, welche bisher meine "Partnerschafts-Killer" waren"
„Harmonische Partnerschaft frequenzmoduliert mit Harmagedon" (Armageddon)
„Harmonische Partnerschaft frequenzmoduliert mit Resignation und Hoffnungslosigkeit"

Noch ein Bonbon: „Omnihelikal-zentrale-Röhren-Elektronen-differenzierte Edi´s Readys"

Auf dem Level „Freie Themenwahl" in www.connectdoor.de, meinem Universum, ist der sogenannte Gefühlsring mit 10 Punkten geschrieben, die jegliches Gefühl/Emotion, welches Ihr bei Euch vermutet, effektiv kontrollieren und entsprechend korrigieren können. Körperliche Reaktionen zeigen auch hier, ob das angesprochene Thema einer Regulierung bedarf.

Erklärungen zum COBIMAX® Gefühlsring:

1. Im Großhirn werden synaptische Verbindungen von Erfahrungen, Konditionierung und Emotionen getrennt.
2. Die Zellrezeptoren werden durch die Aufnahme des Gefühlshormons geschädigt und nun wiederhergestellt.
3. Die Zellen ernähren sich durch Gefühlshormon. (Korrektur)
4. Zelle schickt Botenstoffe zum Erinnern an das Gefühl an den Stirnlappen. (Korrektur)
5. Neues Informationspeptid korrigiert Zellschäden und genetische Schäden.
6. Epiphyse generiert Gefühle auf elektrische Weise, neues Signal.
7. Verborgene Gefühle erhöhen Massenträgheit. (Korrektur)
8. Im Stirnlappen festgehaltenes Bild. (Korrektur)
9. Gefühl von allen Seiten erlebt haben = zur Weisheit bringen
10. Telomere (Endstücke der Chromosomen) werden repariert.

Bei jedem einzelnen Punkt greift COBIMAX ein und lässt den eigenen Körper die schädigenden Faktoren korrigieren.

Wünsche

Nun wenden wir uns den Wünschen zu, nachdem wir belastende und blockierende Gedanken und Gefühle/Emotionen bearbeitet haben.

Wenn diese nicht beseitigt sind, dann werden sie tief im Unterbewusstsein verankert und kommen bei Gelegenheit wieder zum Vorschein und setzen ihre Arbeit fort als Saboteure, Blockierer, Verhinderer.

Ich habe Euch hier einige Beispiele aufgeschrieben, Konstruktives dem Kleinhirnbewusstsein anzubieten:

„Es ist dringend erforderlich, meine eigene Sichtweise für eine faire Partnerschaft neu zu überdenken und zu ordnen"

„Ich besitze den nötigen freien Raum für eine liebevolle Lebenspartnerschaft"

„Ich erkenne den Mann als Mann an / die Frau als Frau an"

„Ich bin bereit, den richtigen Partner in meinem Leben zu akzeptieren"

„Ich gehe liebevoll mit meinem Körper, meiner Gesundheit, meinen Gefühlen und allem Leben um"

„Ich habe schon immer den passenden Lebens-Partner gefunden"

„Ich habe schon immer meine eigene Identität"

„Ich bin schon immer innerlich bereit, eine Partnerschaft / Liebesbeziehung zu leben"

„Ich erweise mich als ein gereifter Partner in einer Liebesbeziehung"

„Ich erzeuge die erforderliche Resonanzfrequenz, damit mein Partner und ich zueinander finden"

„Ich transformiere alle meine Zweifel in Liebesangelegenheiten in Erfolg in der Liebe und treffe jederzeit alle zu diesem Erfolg führenden und dazu notwendigen Entscheidungen"

„Ich bin schon immer und für immer bereit, eine funktionierende, erfolgreiche, wertschätzende, liebevolle, gleichberechtigte, vertrauensvolle Partnerschafts-Beziehung dankbar anzunehmen"

„Ich weiß wirklich, was ich in einer Partnerschaft will"
„Ich weiß wirklich, was ich in einer Partnerschaft NICHT mehr will"
„Ich habe schon immer die finanziellen Mittel, mich von meinem/meiner Partner/in zu trennen"
„Ich lasse den Partner in mein Leben, der mich nicht darum bitten muss"

Nun gibt es z.B. die Astrologie, die Numerologie und mehr, die berechnen, ob Menschen zueinander passen. Selbst wenn diese Berechnungen stimmen, heißt das aber noch lange nicht, dass diese Menschen auch miteinander leben können.

Sicherlich haben Gestirne einen gewissen Einfluss. Die lebensbegleitende wichtigste Kraft ist aber die Zeugungsemotion.
In welcher emotionalen, gedanklichen Verfassung waren die Eltern während der Zeugung?

„Mutter destruktive Zeugungs-Emotions-spezifische-Gravitationskraft"
„Vater destruktive Zeugungs-Emotions-spezifische-Gravitationskraft"

Ihr habt jetzt die Möglichkeit, alles Blockierende aus Eurem „System" zu entfernen, um dann den entsprechenden Partner in Euer Leben treten zu lassen. Wenn Ihr von Anfang bis Ende genau durchgelesen habt, findet Ihr jede Menge Abfragen/Eingaben, die Ihr Eurem Unterbewusstsein über die „Freie Themenwahl" eingeben könnt. Wenn Ihr aber lieber mit einem COBIMAX-Ausgebildeten persönlich Eure Themen durchgehen möchtet, stehen diese Euch auch gerne zur Verfügung. Kontaktdaten erhaltet Ihr auf Anfrage gerne per E-Mail.
Geht locker an Eure Thematik heran.

Ein nettes Beispiel zum Erkennen der Problematiken in Bezug auf Partnerschaften habe ich in einem Astrologiebuch gelesen.

Der Autor fragt seine Klienten nach ihrem Bezug zu Autos und anderen Verkehrsmitteln und erhält so ein genaues Bild über den Zustand der Partnerschaft. Partner und Verkehrsmittel stellen hier symbolische Entsprechungen dar. Probiert es einmal aus, es macht Spaß, den Zusammenhang zu erkennen.

Partnerschaft im Horoskop
Beziehung – Spiegel zur Selbsterkenntnis
Autor: Nicolas Klein

Bernd Laudenbach zeigt in diesem Buch einige Bilder-Themen in seiner Symbolsprache.
Das Betrachten geschieht auf eigene Verantwortung.

Es sei hier noch einmal darauf hingewiesen, dass auf der Erde diese Methode für den medizinischen Laien weder Arzt noch Heilpraktiker ersetzt, und dass sie niemals zum Absetzen von Medikamenten auffordert.

COBIMAX-Bilder mit Wirkung

Die in den Bildern erkennbaren Zeichen entsprechen keiner bekannten Schrift oder Verbalsprache. Gleichwohl stehen diese Zeichen aber für die Übermittlung und Verarbeitung von Daten aus einer optionalen potenten Zukunft des Bildbetrachters. Dem Wachbewusstsein völlig unverständlich, richtet sich der Inhalt dieser Schriftzüge einzig und allein an das im Kleinhirn agierende Unterbewusstsein.

Dieses Unterbewusstsein sieht uns selbst, also den Bildbetrachter, als seine Vergangenheit an. Die Arbeitsfrequenz dieses Unterbewusstseins liegt im Bereich der Ultraviolettlicht-Frequenzen, die gleiche Frequenz, in der die Schriftzüge der dynamisch intelligenten Bilder agieren. Somit eröffnet sich mit diesen kommunikativen Bildern die Möglichkeit, unseren Körper wie gleichsam unsere Emotionen durch die Kontaktaufnahme zum eigenen Unterbewusstsein konstruktiv zu beeinflussen.

Einerseits können wir das Bild mit unseren Augen betrachten und den Inhalt des Bildes visuell aufnehmen. Andererseits besteht die Möglichkeit, das Bild mit den Händen zu „sehen": Durch bloßes kurzes Betasten des Bildes übermittelt sich der an das Unterbewusstsein des Betrachters gerichtete Bildinhalt.

Diese Bilder durchbrechen kontrollierende Barrieren und psychische Begrenzungen, die das Wachbewusstsein aus Gründen von Angst und Unwissenheit errichtet hat. Vor vielen Jahrtausenden, als die Menschheit noch nicht der schlimmsten Krankheit, des Intellekts, erlag, war es jedem Menschen möglich, sich mit sich selbst und mit jedem anderen Menschen in dieser mächtigen Sprache zu unterhalten.

Die cobimaximierte „Sprache" ist die Kommunikationsform des Nichtangepassten und Nichtzivilisierten in uns selbst. Dieses

Sprachsystem trägt in sich eine unterbewusste Form der Selbstkontrolle darüber, was als Information zum Empfänger weitergeleitet und verarbeitet wird. Eine vorsätzliche oder ungewollte Manipulation zum Schaden des Bildbetrachters ist unmöglich. Jede Bildnachricht wird mit dem geringsten Energieaufwand, aber dem größten Nutzen für den Bildbetrachter durch den Bildbetrachter selbst erarbeitet.

Die Bilder zeigen die Ursprungssprache von COBIMAX mit unterschiedlichen Themen und den mitunter schädigenden Einfluss auf unsere Gesundheit, die beim Betrachter körperliche Reaktionen auslösen können. Diese Reaktionen beinhalten aber auch gleichzeitige Korrekturmaßnahmen.

So einzigartig und individuell jeder Betrachter ist, können je nach den Problemen vielfältige Reaktionen auftreten. Angefangen bei starker Müdigkeit bis hin zu mehrminütigem Tiefschlaf, häufiges und tiefes Gähnen, Ameisenkribbeln bis völlige Taubheitsgefühle einzelner Gliedmaßen, Blähgefühle im Bauchbereich, Wärme, Kälte, Schwindel, Kopfschmerzen, Migräne, völlige Schwere bis hin zu einem nicht mehr Anheben-Können einzelner Gliedmaßen. Organe können stark spürbar werden. Enge oder Kloßgefühl im Hals, ganze Wirbelsäulenabschnitte machen sich bemerkbar, deutliche Reaktionen im Herzbereich, Schwere und Enge in der Brust oder erschwertes Atmen bis hin zu Atemnot. Anvisierte Gefühle können in aller Deutlichkeit erlebt werden.

Die Skala der möglichen Reaktionen ist nach oben offen. Dies soll den Betrachter nicht erschrecken, sondern nur darauf hinweisen, dass Stärke und Lokalisation der eintreffenden Reaktionen nicht immer den Erwartungen des Wachbewusstseins entsprechen.

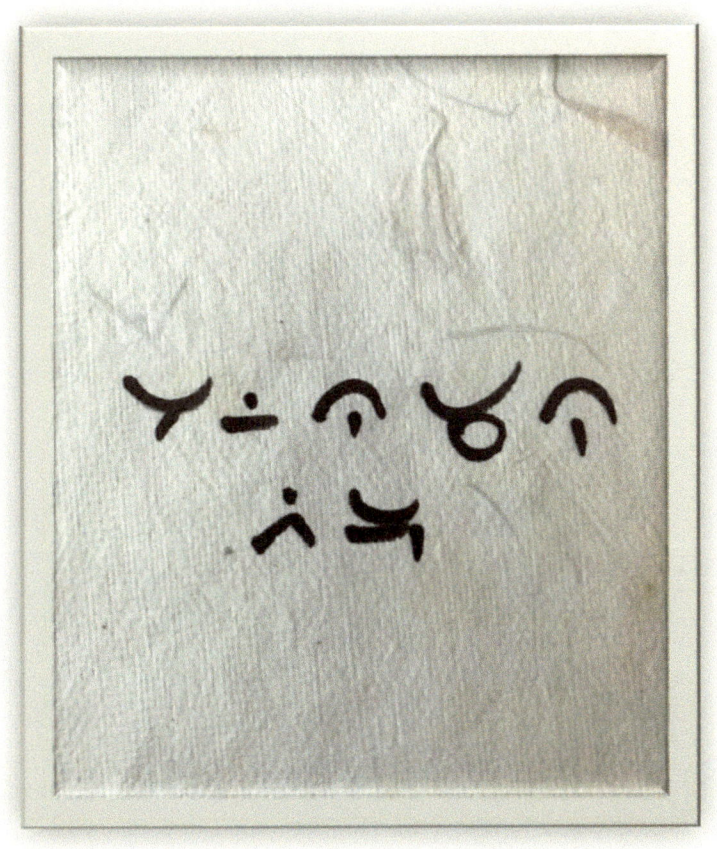

Ich bin es wert geliebt zu werden

Dieses Bild ist aktiviert.

Bitte Reaktionen abwarten und ausklingen lassen.

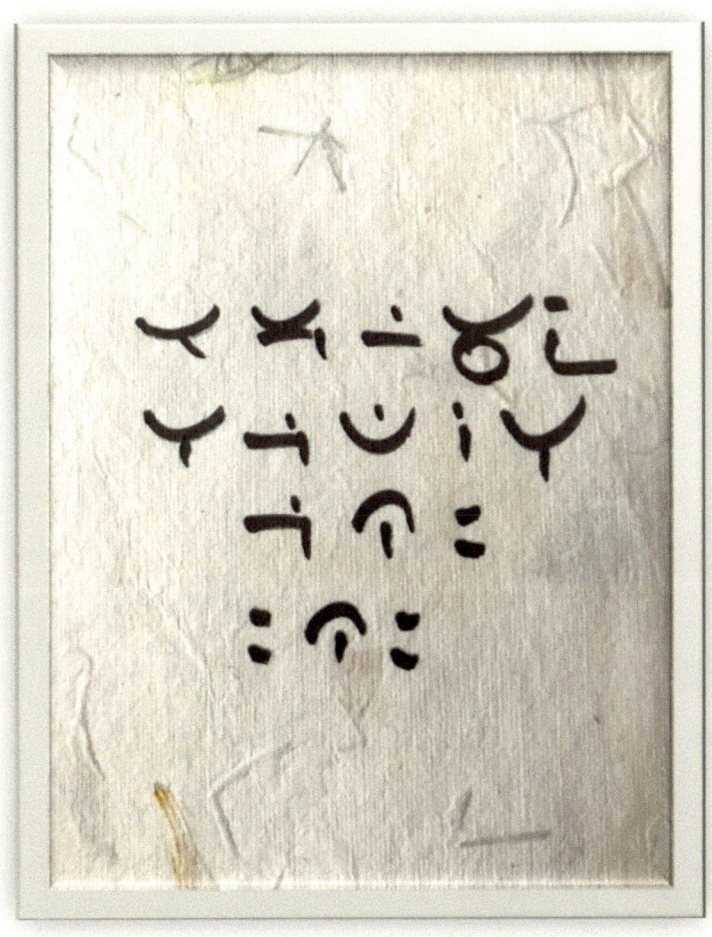

Es ist dringend erforderlich, meine eigene Sichtweise für eine faire Partnerschaft neu zu überdenken und zu ordnen

Dieses Bild ist aktiviert.

Bitte Reaktionen abwarten und ausklingen lassen.

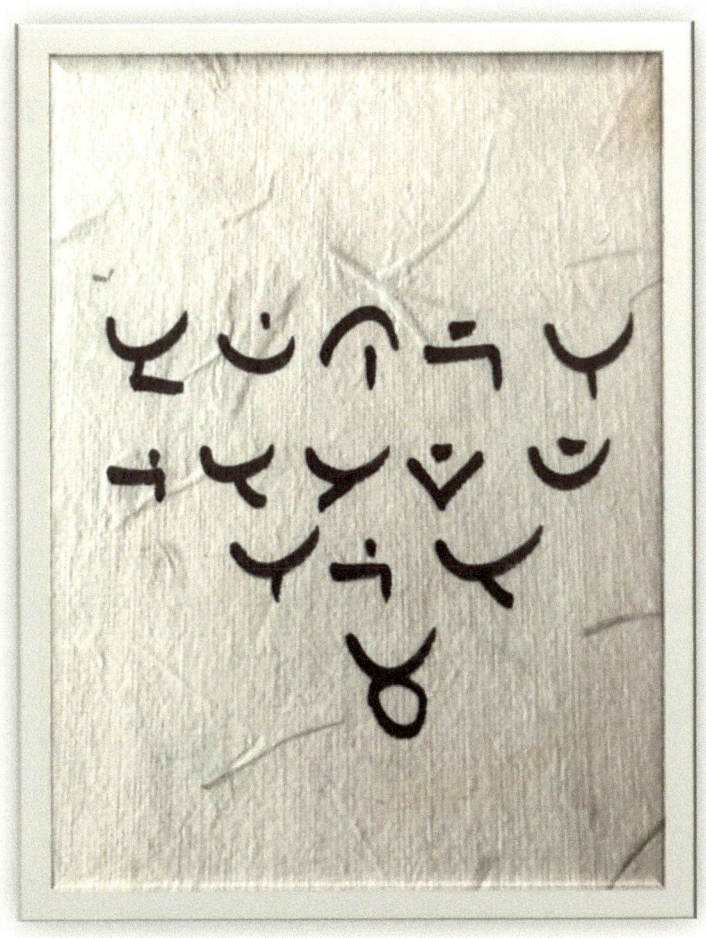

Ich transformiere alle meine Zweifel in Liebesangelegenheiten in Erfolg in der Liebe und treffe jederzeit alle zu diesem Erfolg führenden und dazu notwendigen Entscheidungen

Dieses Bild ist aktiviert.

Bitte Reaktionen abwarten und ausklingen lassen.

Schlussgedanken zu Liebe

SELBSTLIEBE

ein Gedicht von Charlie Chaplin, vorgetragen an seinem 70. Geburtstag am 16. April 1956.

Als ich begann mich selbst zu lieben, erkannte ich, dass Schmerz und emotionales Leid nur Warnzeichen dafür sind, dass ich dabei war gegen meine eigene Wahrheit zu leben. Heute weiß ich, das ist Authentizität.

Als ich begann mich selbst zu lieben, habe ich verstanden, wie sehr es jemanden verletzen kann, wenn ich versuche ihm meine Wünsche aufzuzwingen, obwohl ich wusste, dass es nicht der richtige Zeitpunkt war und die Person nicht bereit dafür war, obgleich ich selbst diese Person war.

Heute nenne ich es Selbstachtung.

Als ich begann mich selbst zu lieben, habe ich aufgehört, nach einem anderen Leben zu verlangen, und konnte sehen, dass alles, was mich umgab, mich einlud zu wachsen.

Heute nenne ich es Reife.

Als ich begann mich selbst zu lieben, habe ich verstanden, dass ich in jeder Lebenslage, zur richtigen Zeit am richtigen Ort bin und alles geschieht im absolut richtigen Moment. Also konnte ich ruhig sein.

Heute nenne ich es Selbstvertrauen.

Als ich begann mich selbst zu lieben, hörte ich auf, mir meine eigene Zeit zu stehlen und ich hörte auf, riesige Projekte für die Zukunft zu entwerfen. Heute mache ich nur das, was mir Wonne und Freude bereitet; Dinge, die ich liebe und die mein Herz zum Lachen bringen. Und ich tue sie auf meine eigene Art und Weise und in meinem eigenen Rhythmus.

Heute nenne ich es Einfachheit.

Als ich begann mich selbst zu lieben, befreite ich mich von allem, was nicht gut für meine Gesundheit ist, von Speisen, Menschen, Dingen, Situationen und von allem, das mich hinunter zog und weg von mir selbst. Anfangs nannte ich diese Haltung gesunden Egoismus.

Heute weiß ich, es ist Selbstliebe.

Als ich begann mich selbst zu lieben, hörte ich auf, zu versuchen immer recht zu haben, und seit dem habe ich mich weniger geirrt.

Heute habe ich entdeckt, das ist Bescheidenheit.

Als ich begann mich selbst zu lieben, weigerte ich mich weiter in der Vergangenheit zu leben und mich um die Zukunft zu sorgen. Jetzt lebe ich nur für den gegenwärtigen Moment, in dem alles geschieht.

Heute lebe ich jeden einzelnen Tag, Tag um Tag, und ich nenne es Erfüllung.

Als ich begann mich selbst zu lieben, da erkannte ich, dass mich mein Verstand durcheinanderbringen und krank machen kann. Aber als ich ihn mit meinem Herzen verband, wurde mein Verstand zu einem wertvollen Verbündeten.

Heute nenne ich diese Verbindung Weisheit des Herzens.

Wir brauchen uns nicht weiter vor Auseinandersetzungen, Konflikten oder irgendwelcher Art Probleme mit uns selbst oder anderen zu fürchten. Sogar Sterne kollidieren und aus ihrem Zusammenprall werden neue Welten geboren.

Heute weiß ich: Das ist das Leben!

Bedingungslose Liebe

„Es gibt diese bedingungslose Liebe wirklich. Sie ist ein Teil deines inneren Seins. Sie ist weniger ein tätiges Gefühl denn ein Daseinszustand. Sie sagt nicht: ‚Ich liebe dich‘, wegen dieser oder jener Ursache oder gar, ‚Ich liebe dich, wenn du mich liebst.‘ Es ist eine Liebe ganz ohne Anlass, Liebe ohne einen Gegenstand.“

Ram Dass

„Die wichtigste Lektion, die wir alle lernen müssen, ist die bedingungslose Liebe, die nicht nur andere, sondern auch uns selbst einschließt.“

Elizabeth Kübler-Ross

„Alle Menschen bedingungslos zu lieben bedeutet nicht, ihnen bedingungslos unsere Zeit zu schenken. Manchmal können wir jemanden nie wieder sehen, um ihn wahrlich zu lieben. Das ist ebenfalls Liebe. Es bedeutet, jemandem die Freiheit zu geben, zu existieren und glücklich zu sein, auch wenn das ohne diesen Menschen sein muss.“

Vironika Tugaleva

Bedingungslose Liebe ist eine tiefe Verbundenheit zu allem und jedem, ein ehrliches Verständnis und Mitgefühl.

Kann eine Partnerschaftsbeziehung ohne Bedingungen geführt werden???

Allumfassende Liebe

Allumfassende Liebe ist Liebe, die alle und alles umfasst. Allumfassende Liebe ist das Ideal eines spirituellen Menschen, ein Kennzeichen eines Heiligen.

Allumfassende Liebe schließt auch die Tiere mit ein.

Allumfassende Liebe umfasst die Liebe zu allen Menschen, egal ob sie einem freundlich gesinnt sind oder nicht. Allumfassende Liebe ist unabhängig von Alter, Geschlecht, Nation, sozialer Schicht und Religion. Allumfassende Liebe bezieht auch die Tiere, die Pflanzen, die ganze Erde und die ganze Welt mit ein.

Allumfassende Liebe ist Kosmische Liebe, Uneigennützige Liebe, Selbstlose Liebe. Allumfassende Liebe ist Naturliebe, Gottesliebe, Menschenliebe, Tierliebe. Allumfassende Liebe bezieht auch sich selbst ein und umfasst daher auch die Selbstliebe. Allumfassende Liebe ist beständig und dauerhaft: Sie erwartet nichts, sie ist an keine Bedingungen geknüpft, sie ist sich selbst genügsam.

Quelle: https://wiki.yoga-vidya.de/Allumfassende_Liebe

„Zaubern" lernen?

Bernd Laudenbach prüfte und hinterfragte konsequent den menschlichen Körper und die Psyche und erarbeitete so die Communikations-Biologische Matrix, kurz COBIMAX®.

Der Mensch hat alle Voraussetzungen, die er zum „Zaubern" benötigt, in sich!
Du willst selbst „zaubern" lernen?
Dann kannst Du das auf der Erde erlernen.

Bereits ausgebildete COBIMAX-Berater und COBIMAX-Therapeuten stehen Dir auch gerne zur Seite.
Kontaktdaten auf Anfrage.

Was es bedeutet, ein COBIMAX-Anwender zu sein

„Wir COBIMAX-Anwender müssen verstehen, dass wir durch den „cobimaximierten" Anschluss an unser Kleinhirn direkten Zugang zu einer höheren Instanz, dem Kleinhirnbewusstsein, haben.
Jeder Gedanke, der eine Korrekturabsicht beinhaltet und damit eine Verbesserung des biologischen Organismus unseres Gegenübers bedeutet, wird sofort von dessen Kleinhirnbewusstsein aufgegriffen und dieses lässt unter seiner Kontrolle einen Korrekturvorgang über die Mikrotubuli durchführen.

Eine vorsätzliche oder unbeabsichtigte Schädigung eines anderen Organismus ist mit dem COBIMAX-System nicht möglich, da ein höheres Bewusstsein, das absolut neutral ist, nämlich das Kleinhirnbewusstsein, entscheidet, ob eine COBIMAX-Eingabe durchgeführt wird oder nicht. Somit kann dem COBIMAX-Anwender auch kein Fehler unterlaufen.

Die Frage der Ethik taucht auch immer wieder auf. Jeder COBIMAX-Anwender muss auf seine eigenen ethischen Grundsätze zurückgreifen. Bei einem Hilfesuchenden ist es klar, dass wir auf dessen Wunsch zielgerichtet intervenieren können."

Wie wird man ein COBIMAX-Anwender?

Lehrgang zur autorisierten Nutzung von COBIMAX® mit COBIMAX-Initiierung durch Bernd Laudenbach

COBIMAX ist ein Geschenk der Natur, das jedem Menschen in die Wiege gelegt wird.
So besitzt also jeder Mensch von Geburt an die Fähigkeit durch Gedanken den Körper zu heilen. Sehr früh schon im Leben macht der Mensch unterschiedlichste Erfahrungen.

Da Menschen so konditioniert werden, jegliche Erfahrung emotional zu bewerten, sind es im Laufe des Erwachsenwerdens genau diese im Gehirn gespeicherten emotionalen Beurteilungen, die von der Fähigkeit, sich selbst zu heilen, wieder abtrennen.

COBIMAX baut die Verbindung zum alle Menschen umfassenden Kollektiv-Bewusstsein wieder auf: Dieses höhere Bewusstsein, das bei jedem Menschen im Kleinhirn sitzt, ist der tatsächliche HEILER, der bei allen „Cobimaximierungen" in Aktion tritt.

Der COBIMAX-Lehrgang befähigt den Absolventen zum permanenten Zugriff auf dynamische Intelligenz.
Die erreichte Bewusstseinserweiterung ermöglicht die direkte Einflussnahme auf das autonome Nervensystem, die Organsteuerung und Zellsteuerung eines jeden Menschen.
Gedankenprozesse werden ebenso konstruktiv optimiert.

51

Dem Lehrgangsabgänger öffnen sich mittels COBIMAX Wege, die ein forciertes Weiterentwickeln der eigenen Persönlichkeit, der Gesundheit und der Autonomie erleichtern. Selbstverständlich kann der COBIMAX-Anwender dies auch für andere Menschen erreichen.

Der erfolgreiche Abschluss beschert jedem Teilnehmer äußerste Effizienz, indem Gehirnareale willentlich nutzbar gemacht werden, zu dem der Mensch bisher keinen direkten Zugang hatte. Er verbindet die Anwender mit grenzenlosem inneren Wissen und mit dem kollektiven menschlichen Bewusstsein.

Mehr dazu: www.cobimax.com

So wie die Krankheit in unserem Körper steckt, ist auch die Lösung in ihm enthalten.
Bernd Laudenbach

Bernd Laudenbach
(Jahrgang 1959), Inhaber einer Praxis für physikalische Therapie, ist ursprünglich ausgebildeter Masseur und besuchte später eine Ausbildung zum Heilpraktiker. Bereits während seiner Berufsausübung als Masseur suchte er nach Möglichkeiten, pathologische körperliche Veränderungen nachhaltig zu optimieren. Obwohl dies unmöglich schien, haben Bernd Laudenbachs Neugierde und Beharrlichkeit ihn dazu bewogen, bisherige Erkenntnisse und Annahmen, die den menschlichen Organismus und die Psyche betreffen, gründlich zu prüfen und konsequent zu hinterfragen.
Aufgrund der Erforschung des eigenen Körpers und der eigenen Psyche sowie einer stetigen Selbsthinterfragung hat Bernd Laudenbach darauf aufbauend die Communikations-Biologische Matrix COBIMAX erarbeitet.
Als er Anfang der neunziger Jahre mit den Versuchen zur Aktivierung seiner Selbstheilungskräfte begann, dachte er weder daran, andere Menschen einmal behandeln zu können, noch dieses Wissen bzw. das Werkzeug anderen Interessierten zur Therapieanwendung zur Verfügung zu stellen.

Seit 1999 behandelt er Tausende Hilfesuchende mit Erfolg und seit 2005 bildet er zusätzlich COBIMAX-Therapeutinnen und -Therapeuten aus.

COBIMAX ist eine ursprüngliche Kommunikationsform der Natur, die zielgerichtet Selbstheilungskräfte aktiviert und diese zu präzis gesteuerten Veränderungen im Körper nutzt.

Inge Friedrich
(Jahrgang 1947) ursprünglich tätig in der medizinischen Forschung eines Pharma-Unternehmens, lernte Bernd Laudenbach und seine Kommunikations- und Therapiemethode Communikations-Biologische Matrix COBIMAX im Jahr 2003 kennen. Durch die verblüffenden Ergebnisse von COBIMAX, auch bei Austherapierten, wurde ihr Forschergeist geweckt und sie veranstaltete Vorträge und Ausstellungen mit Bernd Laudenbach. Anfang 2005 erhielt sie die Möglichkeit, eine Ausbildung bei Bernd Laudenbach zu absolvieren, um dann selbstständig als COBIMAX-Beraterin zu arbeiten.
Neben der COBIMAX-Beratung hält sie Vorträge und Workshops und begleitete viele Jahre Bernd Laudenbach bei seinen Lehrgängen zur autorisierten Nutzung von COBIMAX.

Ulrich Kübler
(Jahrgang 1961) ist hauptberuflich als Informatiker tätig.
Auf einer medizinischen Fachveranstaltung lernte er die Kommunikations- und Therapiemethode COBIMAX kennen und ließ sich 2009 von Bernd Laudenbach zum COBIMAX - Berater ausbilden.
Insbesondere sprach ihn dabei die aus seiner Sicht erkennbare Logik und die klaren Strukturen in der Anwendung an, die bereits zu erstaunlichen Ergebnissen geführt haben.
Als autorisierter COBIMAX - Berater verbindet er dabei seine Erfahrungen im strukturierten Erfassen und Darstellung von Zusammenhängen mit den Prinzipien der Communikations-Biologischen Matrix.
Aus dieser Synergie ist unter anderem der „Gefühlsring" entstanden, der auch die Grundlage zu einem von COBIMAX - Beratern angebotenen Workshop („Die Macht der Gefühle") darstellt.

Weitere Taschenbücher mit cobimaximierten Bildern :

ConnectDoor-
Zugang zu einer anderen Dimension
Die Macht der Gefühle, ISBN 978-3-7357-8011-9

ConnectDoor-
Zugang zur nächsten Dimension
Rund um Bakterien, Viren & Co., ISBN 978-3-7347-3244-7

ConnectDoor-
Zugang zu einer weiteren Dimension
Stress minimieren-Erfolg maximieren,
ISBN 978-3-7347-7381-5

ConnectDoor-
Zugang zu außergewöhnlichen Dimensionen
Von geschmeidig über echt schräg zu voll krass
ISBN 978-3-7386-1740-5

ConnectDoor-
Zugang zu meinem Humanarchitekten
Die große Liebe meines Lebens
ISBN 978-3-7412-0540-8

ConnectDoor
Zugang zum Geschenk der Natur
Einsatz bei Tier und Pflanze
ISBN 978-3-7528-3496-3

ConnectDoor-
Zugang zum Geheimnis der Zahlen
Einfluss der Zahlen auf Denken, Fühlen und Handeln
ISBN 978-3-7448-2223-7

Kontaktdaten:

Cen-Tooh, der Therapeut : www.connectdoor.de

COBIMAX, Bernd Laudenbach: www.cobimax.com
Frankurter Str. 43, 36391 Sinntal-Altengronau
Tel. 06665 918688
E-Mail: bernd.laudenbach@cobimax.com

COBIMAX, Inge Friedrich: www.inge-friedrich.de
Hähnleiner Str. 4, 64673 Zwingenberg
Tel. 0049 172 763 7112
E-Mail: inge.friedrich@cobimax.com

Ulrich Kübler, COBIMAX-Berater
Alte Heerstraße 6
53757 Sankt Augustin
02241 345 230
E-Mail: ulrich.kuebler@email.de

Bilder:
Cen-Tooh: ©*HitToon.com-Fotolia.com*